MI AMIGO EL EXTINTOR

ISBN-10: 1508527172

ISBN-13: 978-1508527176

Impreso en USA - Printed in USA

CUARTA EDICIÓN

MI AMIGO EL EXTINTOR

4ª EDICIÓN

TEMÁTICA

PRIMEROS INTERVINIENTES EN LAS URGENCIAS, EMERGENCIAS Y CATÁSTROFES

SERIE PROFESIONAL

MI AMIGO EL EXTINTOR

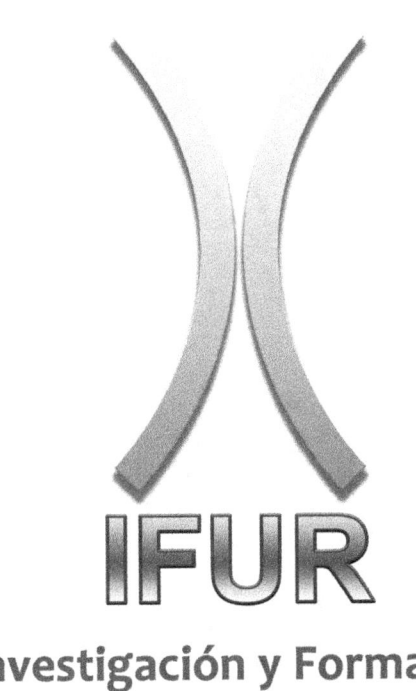

IFUR

Investigación y Formación
en Urgencias

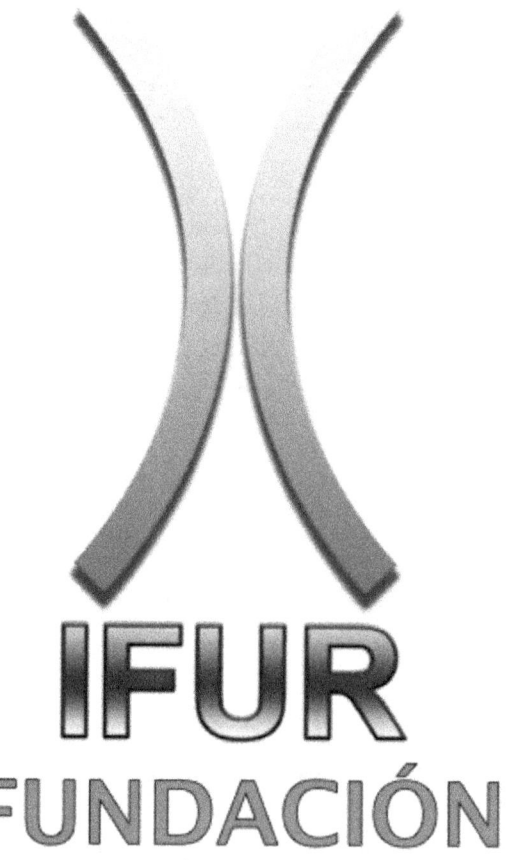

IFUR
FUNDACIÓN

AGRADECIMIENTOS

Los autores queremos agradecer a nuestros amigos y familiares por el apoyo recibido a la hora de desarrollar este manual de múltiples víctimas y sobretodo, agradecer a la Fundación IFUR y a la Editorial IFUR - Investigación y Formación en Urgencias S.L. su confianza incondicional sin la cual habría sido imposible desarrollarlo.

Gracias a todos los que habéis hecho posible este libro para profesionales y primeros intervinientes ademas de todas aquellas personas que se preocupan de la seguridad de su entorno.

AUTORES

José Pérez Vigueras. Experto en Urgencias, Emergencias y Catástrofes. Emergency Management

Ana Laura Barrera Vallejo. Enfermera de Urgencias y Hospitalización

INDICE

PRÓLOGO

La verdad es que me parece algo inimaginable hace algunos años, prologar un libro de prevención de incendios y del uso del extintor, tras más de 20 años en la profesión es un sueño hecho realidad. En ese mismo periodo que estuve dirigiendo equipos internacionales de rescate, pude comprobar en primera persona las carencias de conocimientos básicos contra incendios y sobretodo en la prevención de estos, por desgracia habituales en las fechas invernales.

La estadística en España expresa varios cientos de fallecimientos por incendios en el hogar que generan miles de millones de euros en perdidas, no solo materiales sino de vidas humana.

Esta pequeña guía se puede convertir realmente en un amigo inseparable, que le ayudará al lector a prevenir y evitar males mayores.

Los consejos y los datos incluidos están siendo estudiados por profesionales de la extinción de incendios y salvamento. La información recopilada en ella son experiencias y vivencias reales de intervenciones de estos bomberos de diferentes lugares del mundo.

José Pérez Vigueras

1. NATURALEZA DEL FUEGO

El fuego, desde el punto de vista químico, es una reacción de oxidación-reducción, en la que el oxígeno se combina con otra sustancia capaz de ceder electrones mientras que el oxígeno acepta dichos electrones. En este intercambio se produce un compuesto menos reactivo y, al tratarse de una reacción exotérmica, existe un desprendimiento de energía en forma de calor de intensidad variable.

Se puede definir fuego como "un proceso de oxidación rápido, auto mantenido y acompañado por la producción de calor y luz en intensidades variables". Por otra parte la norma UNE 23-026-80 define fuego como "combustión caracterizada por la emisión de calor acompañado de humo, llama o ambos".

ELEMENTOS DEL FUEGO

Para que un fuego se inicie han de concurrir 3 elementos esenciales: combustible, comburente y energía de activación. Estos 3 elementos se representan, para su comprensión pedagógica, mediante el denominado Triángulo del Fuego en donde cada uno de sus lados representa un elemento, Antoine-Laurent de Lavoisier, París 1743-1794, fue un químico, biólogo y economista francés, considerado el creador de la química moderna.

El Triángulo del fuego representa la ignición o inicio del fuego, pero para que este se mantenga y progrese es necesaria la presencia o existencia de un cuarto elemento: La reacción en cadena. Este concepto se representa tomando el Triángulo del Fuego y convirtiéndolo en el Tetraedro del Fuego, donde cada una de sus 4 caras representa a cada unos de estos 4 elementos que explica la teoría moderna de la combustión, elaborada en 1962 cuando el Sr. Walter Haesler demuestra los mecanismos de extinción de incendios con el polvo químico seco de uso múltiple ABC.

COMBUSTIBLE

Es toda sustancia capaz de arder, o sea, que es capaz de reaccionar con el oxígeno dando lugar a una combustión. Es el agente reductor de la reacción y puede presentarse en los tres estados: sólido, liquido o gas. Su grado de oxidación dependerá de su composición química, contando generalmente en dicha composición con carbono e hidrógeno.

El estudio de la peligrosidad de un combustible se realiza sobre la base de los siguientes parámetros:

· Respecto a la energía y productos emitidos en una combustión, que viene determinado por:

· Potencia calorífica: calor por unidad de masa en combustión completa. (Mcal/Kg).

· Reactividad.

· Toxicidad.

· Respecto a su posible ignición, todo combustible arde en fase gaseosa, y depende de:

- Concentración combustible – aire precisa.

- Tª mínima a la que se emiten vapores que alcanzan dicha concentración.

- Energía a aportar para iniciar y mantener la combustión.

Las constantes físicas que analizan estos factores son:

LÍMITES DE INFLAMABILIDAD

Delimitan las concentraciones combustible-aire entre las cuales es posible la ignición de la mezcla. Existe un límite inferior de inflamabilidad (LII), que es la concentración más pobre de combustible en aire que permite una combustión y un límite superior de inflamabilidad (LSI), que es la concentración más rica de combustible en aire que permite la combustión.

Las concentraciones comprendidas entre el LII y el LSI se denomina "RANGO DE INFLAMABILIDAD", presentando la mayor velocidad de reacción y el mayor poder de combustión en el llamado también Punto o Límite estequiométrico.

Todos estos límites son fijos y determinados para cada sustancia, y se expresan en % de volumen de combustible en aire, aunque pueden verse afectados por 3 factores: temperatura, presión y % de oxígeno.

Tª DE INFLAMACIÓN, PUNTO DE INCENDIO Y Tª DE IGNICIÓN

Son las temperaturas mínimas sucesivas en ºC y a 1 atm. (760 mm Hg) a las que un combustible emite vapores para poder inflamarse al alcanzar el LII, para continuar la combustión al retirar la fuente de ignición y para arder de forma espontánea, respectivamente.

COMBURENTE

Son las sustancias que permiten el inicio y desarrollo de una combustión. El comburente por excelencia es el oxígeno, presente en el aire en un 20,9%, otra sustancia comburente es el cloro. El oxígeno se presenta en forma de molécula biatómica (O_2) y triatómica (O_3), el ozono; más reactivo pero en cantidades ínfimas aunque muy importantes desde el punto de vista biológico.

Algunos compuestos (grupo V MM.PP.) pueden liberar oxígeno. El aumento O_2 en el aire afecta directamente a la peligrosidad de un combustible. (+ O_2 + PELIGROSIDAD).

ENERGÍA DE ACTIVACIÓN

Es la mínima energía que aplicada a la mezcla combustible con el aire provoca una combustión, dicha energía es aportada por los focos o fuentes de ignición.

Se clasifican en base a la duración, extensión e intensidad en:

•Llamas : Son de alta temperatura, gran extensión y larga duración.

•Chispas: Particula encendidad de pequeña extensión y duración.

•Superficies calientes: Normalmente de baja temperatura.

La energía de activación o calorífica puede proceder de 4 fuentes básicamente: química, eléctrica, mecánica y nuclear.

REACCIÓN EN CADENA

Es el proceso mediante el cual progresa la reacción en el seno de la mezcla combustible-aire.

Se verifica, al emplearse parte de la energía desprendida en calentar a los productos reaccionantes para que la reacción continue. Esta energía produce una distensión de enlaces (radicales libres) y reordenación molecular, dando paso a productos de la reacción.

La reacción en cadena es inherente y está asegurada en la mayoría de los combustibles, siempre que el aporte energético sea suficiente y exista mezcla combustible-aire.

TIPOS DE COMBUSTIÓN

Clasificadas según ciertos factores, se presentan:

SEGÚN MANIFESTACIÓN

Existen 2 tipos, que pueden presentarse conjunta o separadamente:

• Incandescente o sin llama, en fase condensada (brasas).

• Luminiscente o con llama, en fase gaseosa.

SEGÚN NATURALEZA FISICO-QUIMICA

· Tipo I: oxidación directa de gases, líquidos o sólidos combustibles que no necesitan descomposición previa o pirolisis.

· Tipo II: oxidación secuencial de líquidos o sólidos combustibles que deben pirolizarse previamente.

SEGÚN VELOCIDAD DE PROPAGACIÓN

Entendida esta como "la velocidad con que avanza el frente de reacción", dependiendo esta, además del producto en sí, de: la superficie de contacto combustible-aire, concentración combustible-aire y presión y Tª de los productos reaccionantes.

· Combustión lenta: v. Propag. Mm/h asociada a combustión de sólidos incandescentes o escasez de oxígeno.

· Combustión viva o simple: v. Propaga. Inferior a 1 m/s. Es la combustión que transcurre en los incendios normales.

· Combustión deflagrante o deflagración: v .Propagación superior a 1 m/s e inferior a la del sonido en el medio (1 a 10 m/s normalmente). Aparecen ondas de presión paralelas delante del frente de llama. Alcanzan de 1 a 10 veces la presión inicial.

· Combustión detonante o detonación: v. Propaga. Superior a la del sonido en el medio (2000 a 3000 m/s). Las ondas de presión sufren discontinuidades alcanzando presiones 100 veces superiores a la inicial.

COMBUSTIÓN ESPONTÁNEA

Sustancias piróforas que arden sin extraer calor del entorno, aumento de Tª interna y por contacto con el aire.

CALOR

Es el efecto del movimiento de las partículas que tratan de formar materia. Es transferencia de energía de un cuerpo a otro por diferencia de temperatura, siendo el vector de transmisión del de más Tª al de menos.

El calor provoca transformaciones físicas (dilataciones y cambios de estado) y químicas (combustiones).

Los riesgos fisiológicos que presenta el calor son deshidratación y quemaduras térmicas, lesiones ambas que pueden llegar al colapso vital.

CALORÍA

Es una unidad de energía y se define "cantidad de calor necesario para aumentar la Tª de 1 gramo de agua, a 1 atm. presión, 1°C (concretamente de los 15° a los 16° C)".

Su equivalente en el Sist. Inter. es el Julio.

- •1 julio = 0,24 calorías

- •1 caloría = 4,18 julios.

Los múltiplos usados son:

- •Kilocaloría (Kcal.): 1000 calorías o "caloría grande".

- •Termia (Th): 1000 Kcal. o 1000000 calorías.

CALOR ESPECÍFICO

Indica la cantidad relativa de calor por unidad de masa a suministrar a un cuerpo para alcanzar una Tª, por tanto, es importante en la valoración del riesgo de un combustible.

Se define como la cantidad de calor necesario para aumentar la Tª de 1 gramo de masa de una sustancia 1°C. El agua líquida posee el mayor calor específico de las sustancias sólidas y líquidas por lo que se toma como patrón para definir la unidad. La cantidad total de calor a aportar a un cuerpo para aumentar su Tª se define como: Q=m.Ce.t (m=masa en gr, Ce=calor espec., t=variación Tª).

TEMPERATURA

Es una medida del nivel térmico de un cuerpo, es decir, de su estado de calor o frio. Un cuerpo está a mayor Tª que otro si puestos en contacto el primero pasa calor al otro.

La temperatura proporciona una medida del estado de movimiento que poseen las moléculas de un cuerpo en un momento dado. La Tª más baja posible es la de ausencia de movimiento molecular (-273,15 °C cero absoluto). No existe en cambio límite superior. Para su medición se usan las escalas termométricas (Celsius, Fahrenheit, Reaumur, Kelvin).

PROPAGACIÓN DEL CALOR

El principio básico de calorimetría indica que el calor se propaga de los cuerpos mas calientes a los mas fríos y esto se produce mediante los siguientes mecanismos:

CONDUCCIÓN

Propagación del calor por intercambio de energía entre partículas próximas, sin desplazamiento de las mismas. Se produce por contacto, siendo un proceso lento y dependiendo de la conductividad térmica del material. Es propia de los sólidos, mientras los líquidos conducen mal y los gases peor. El vacio no conduce el calor

CONVECCION

Forma de propagación propia de los fluidos (líquidos y gases), es más rápida que la conducción. Es la transferencia del calor mediante el movimiento de las partículas del fluido, producido por diferencia de densidades. Fluidos fríos más densos bajan y fluidos calientes menos densos suben.

RADIACIÓN

Sin intervención de partículas, tiene lugar mediante ondas electromagnéticas y, por tanto, puede realizarse en el vacio. Estas ondas las emiten los cuerpos calientes, en todas direcciones en línea recta.

Las 3 formas de propagación rara vez se presentan solas.

2. EXTINTORES

EXTINTOR

Según la norma UNE-23110 y EN-3, es "un aparato que contiene un agente extintor que puede ser proyectado y dirigido sobre el fuego por la acción de una presión interna". Esta presión puede obtenerse por a compresión previa permanente, por una reacción. química. o por la liberación de un gas auxiliar.

AGENTE EXTINTOR

Un agente extintor es "el producto o productos que arrojados sobre el fuego provocan su extinción", por reacción química, cambio estado o efecto mecánico.

CARGA

Es la masa o volumen de agente extintor contenido en el extintor. Cuando la carga del extintor es agua, esta se expresa en volumen (litros). En los demás casos la carga se expresa en masa (Kg).

TIEMPO DE FUNCIONAMIENTO

Se define como el periodo de tiempo durante el cual tiene lugar la proyección del agente extintor, sin que haya interrupción alguna, estando la válvula totalmente abierta, y sin tener en cuenta el gas impulsor residual.

A tal efecto, la duración mínima de funcionamiento según la carga, ha de ser:

• 3 Kg / 6 segundos.

• 6 Kg / 9 segundos.

• 10 Kg / 12 segundos.

• +10 Kg / 15 segundos.

ALCANCE MEDIO

Es la distancia, medida sobre el suelo, entre el orificio de proyección y el centro del recipiente, colocado a tal efecto, que recoge mayor cantidad de agente extintor.

CLASIFICACIÓN

La clasificación de los extintores se realiza en base a 4 parámetros: presurización, agente extintor, movilidad o peso y eficacia.

SEGÚN PRESURIZACION

Dependiendo de que la presión interna de un extintor se obtenga por compresión previa o por la liberación de un gas auxiliar, se pueden clasificar en extintores de presión incorporada o de presión adosada, respectivamente.

Presión incorporada o permanentemente presurizados, se pueden distinguir a su vez 3 tipos:

- Con agente gaseoso que proporciona su propia presión de impulsión, como el extintor de CO_2.

- Con agente en fase líquida y gaseosa cuya presión se obtiene del propio agente y nitrógeno seco propelente como el de halón H1211.

- Extintores de agente líquido o sólido pulverulento, cuya presión de impulsión se consigue añadiendo nitrógeno seco como el extintor de polvo químico.

Presión adosada, en estos extintores, el gas impulsor se encuentra en un botellín independiente y debe ser liberado por medios mecánicos, como maniobra previa a la de disparo.

Se dividen en:

- Presión adosada interna: el botellín que contiene el gas impulsor, se encuentra alojado en el cuerpo del extintor. Para liberar dicho gas, se acciona una palanca o percutor situado en la parte superior del casco o cuerpo del extintor.

- Presión adosada externa: el botellín que contiene el gas impulsor, se encuentra adosado al cuerpo del extintor en su parte externa. La liberación del gas auxiliar, se efectúa mediante el accionamiento de una válvula situada en el mismo botellín.

SEGÚN AGENTE EXTINTOR

En función de la naturaleza del agente extintor que utilicen, los extintores se pueden clasificar en:

- Extintores de polvo: utilizan polvo químico como agente extintor y pueden ser del polvo normal (ABE), de polvo polivalente (ABCE) y de polvo especial o especifico (D).

- Extintores de agua: el agente extintor está constituido por agua o una disolución acuosa. Existen 2 tipos: a chorro, con o sin aditivos y pulverizada, con o sin aditivos. Los aditivos pueden ser productos tensoactivos o humectantes, o bien AFFF que permiten la formación de espuma física de baja expansión.

- Extintores de anhídrido carbónico (CO_2).

- Extintores de hidrocarburos halogenados (HALON). Utilizan estos productos aunque de forma generalizada el único halon que se presenta en unidades portátiles es el H1211 ($CBrClF_2$, difluormonoclorobromo metano).

SEGÚN MOVILIDAD Y PESO

Atendiendo a la movilidad del extintor y al peso del equipo, los extintores móviles se dividen en 2 tipos:

- Portátiles: que pueden ser manuales (con una masa total transportable inferior o igual a 20 Kg) y dorsales (con una masa total transportable inferior o igual a 30 Kg y equipados con un sistema de sujeción que permita su transporte a la espalda).

- Sobre ruedas: son aquellos dotados con ruedas para su desplazamiento, pudiendo ser transportados por una o varias personas o mediante remolques acoplados a vehículos.

SEGÚN EFICACIA

La eficacia de un extintor es la aptitud para la extinción de una o varias clases de fuego definidas (ABCD). Atendiendo a la eficacia para la extinción, los extintores móviles se clasifican según el hogar tipo que sean capaces de extinguir, identificado por un número y una letra (según norma UNE 23-110-75). La letra indica la clase de fuego (UNE 23-010-76 y EN 2).

El número hace referencia a la cantidad de combustible utilizada en el ensayo de hogar tipo que se realiza con el fin de determinar la eficacia. En este ensayo, el extintor debe ser capaz de apagar dicha cantidad de combustible en 2 de cada 3 intentos para otorgarle esa eficacia.

Ejemplos de hogar tipo son:

5 A, 8 A, 13 A, 21 A, 34 A, 55 A, 89 A.

13 B, 21 B, 34 B, 55 B, 89 B, 144 B, 233 B.

CRITERIOS DE CALIDAD

Los criterios que definen la calidad de un extintor son la seguridad, la eficacia y la conservación en el tiempo.

- Seguridad: depende de la estanqueidad, la resistencia a presión interna y la resistencia a las vibraciones del recipiente; y de la no-toxicidad, la neutralidad eléctrica y/o la no-conductividad eléctrica del agente extintor.

- Eficacia: como se ha definido anteriormente.

- Conservación en el tiempo: se valora por el periodo durante el cual mantiene sus facultades de extinción.

PRESENTACIÓN DE LOS EXTINTORES - ELEMENTOS E INSCRIPCIONES

Los elementos que componen un extintor son:

- El casco o cuerpo: de tubo estirado y sin soldadura para los de CO2 cumpliendo la normativa para recipientes a presión MIE-AP5, y con soldadura central para el resto.

- El tubo sifón.

- La válvula de control.

- La palanca de disparo.

- La manguera y boquilla difusora: la manguera es obligatoria en extintores con presión interna superior a 6 atm (CO_2 no oblig.).

- Manómetro: no presente en las de CO2.

- Seguro.

- Soporte de placa de industria (excepto CO_2).

- Soporte mural.

- Soporte de manguera: en los de masa superior a 5Kg.

- Empuñadura de transporte.

En cuanto a las inscripciones, los extintores deben ir provistos, al menos, de una placa de timbre (excepto los de CO2 que llevarán las inscripciones reglamentarias –MIEAP5- para las botellas de gases a presión) y de una etiqueta de características.

- Placa de timbre: contendrá el nº de registro individual del extintor, la presión de diseño o máxima de servicio (presión de timbrado) y la fecha de la primera prueba de timbrado y 3 espacios reservados para las fechas de las pruebas sucesivas cada 5 años, siendo retirado a los 20 años de su fabricación.

- Etiquetas de características: constará, al menos, de las inscripciones, en castellano, que permitan reconocer y utilizar el extintor. Irán situadas sobre el cuerpo del mismo, en forma de calcamonia, impresión serigráfica o cualquier otro tipo de impresión que no se borre fácilmente y permita su lectura en el momento de la intervención.

La información contenida mínima será:

- Nombre del fabricante.

- Naturaleza del agente extintor, situada en la parte superior de las inscripciones precedida de la palabra "EXTINTOR".

- Modo de empleo, inmediatamente debajo de lo anterior.

- Productos contenidos, cantidad.

- Eficacia, hogar tipo.

- Peligros de empleo, si existen, así como las recomendaciones restrictivas situado esto debajo del modo de empleo.

- Temperatura máxima y mínima de empleo.

ELECCIÓN Y DISTRIBUCIÓN DE LOS EXTINTORES

Los extintores solo son eficaces en fases iniciales del incendio, si son adecuados al riego y si se saben utilizar.

El agente extintor debe ser apropiado a la clase de fuego y a la carga térmica que se vaya a combatir, para que el extintor sea eficaz. También hay que tener en cuenta la posibilidad de que resulten tóxicos los gases producidos por la descomposición por calor de algunos agentes extintores empleados en lugares o espacios confinados o poco ventilados.

Otro factor aparte de la toxicidad y la eficacia, es la presencia de tensión eléctrica (E).

En cuanto a la distribución, en la NBE-CPI-96, se especifica (Art. 20.1):

- En todo edificio, excepto las viviendas unifamiliares, habrá extintores suficientes para que el recorrido real en cada planta desde cualquier origen de evacuación hasta un extintor no supere los 15 metros.

· En grandes superficies diáfanas   habrá un extintor cada 300 m2. y en aparcamientos, uno cada 15m de recorrido o cada 20 plazas. En ambos casos los extintores serán de una eficacia mínima   21A – 113B.

En cuanto a su colocación, han de estarlo en lugares accesibles, protegidos debidamente y señalizados según norma UNE 23033, cerca del riesgo y colocados a una altura máxima de 1,70 m. sobre el suelo en paramentos verticales o pilares.

VERIFICACIÓN Y MANTENIMIENTO

Se realiza para asegurar el correcto funcionamiento de los extintores, siendo obligatorios desde 24 marzo 94 según RD 1942/93 de 5 noviembre (Reglamento instalaciones PCI). Las verificaciones son (23-120):

· Cada 3 meses: a realizar por el personal del establecimiento, comprobar la situación, accesibilidad y aparente estado del extintor, precintos etc..

· Cada 6 meses: por el personal del establecimiento, estado de carga (peso y presión) y estado de las partes mecánicas.

· Cada año: verificación del estado de carga (peso y presión) y estado de todas las partes del extintor.

· Cada 5 años: a partir del primer timbrado y como máximo 3 veces, se retimbrará el extintor de acuerdo con Instrucciones técnicas complementarias MIE-AP5 aparatos de presión BOE 149 de 23 junio de 1982 y modificaciones posteriores.

Estas 2 últimas verificaciones, al igual que las posibles recargas de los extintores, las realizará personal especializado del fabricante, instalador o mantenedor oficial autorizado por la delegación de industria correspondiente,

3. INSTALACIONES FIJAS DE EXTINCIÓN Y PREVENCIÓN DE INCENDIOS.

Pueden clasificarse en 2 grupos:

•Sistemas de protección pasiva: incluye la protección de estructuras, sellado de conductos, puertas cortafuego, vías de evacuación, iluminación de emergencia, etc., recogidas todas las especificaciones en la NBE-CPI-96.

•Sistemas de protección activa: son las instalaciones de detección automática, así como las de extinción, bien sean manuales (hidrante, columna seca, húmeda, BIE, extintores), bien automáticas (sistemas de agua, espuma, gases y polvo).

Dentro de estos se enumeran a continuación los sistemas o instalaciones fijas manuales, a saber:

HIDRANTES

Son dispositivos de lucha contra incendios para captación de agua de uso exclusivo de bomberos y conectados independientemente a la red de agua, cuya finalidad es el suministro de agua a vehículos de extinción de los SEIS, y que se encuentran situados en el exterior de los edificios.

Están preparados para suministrar gran caudal de agua y consta de los siguientes elementos:

- Válvula: para apertura y cierre.

- Cuerpo de la columna: sirve de conducción y soporta mecánicamente el resto de los componentes.

- Guarnición: conjunto de piezas fijas y móviles para el accionamiento de las válvulas.

- Boca de salida y racores: salidas y piezas que permiten el acoplamiento de mangueras.

Los hidrantes se pueden clasificar atendiendo a 3 criterios: dimensión, construcción e implantación.

Según dimensión del diámetro nominal de la brida de conexión:

- 80 mm: 1 salida de 70 mm y 2 de 45 mm. Caudal 500 l/min a 1 bar de presión.

- 100 mm: 1 salida de 100 mm y 2 de 70 mm. Caudal 1000 l/min a 1 bar de presión.

Según construcción pueden ser :
- Columna seca.

•Columna húmeda.

La diferencia viene determinada por el hecho de que el cuerpo de la columna se encuentre o no lleno de agua cuando no este siendo utilizado. También, según otras bibliografías (Mapfre), la diferencia está en que en los de columna seca hay que realizar aspiración mientras que en los de columna húmeda no.

Según implantación se distinguen:

•Aéreos o de superficie: terminando en una columna con 3 salidas y racores (columna de hidrante al exterior, CHE).

•Arqueta o subterráneos: situado en una arqueta con tapa con inscripción "uso exclusivo bomberos" y una sola salida a la que se conecta el "pie de hidrante" para captar agua.

COLUMNA SECA

Es una instalación fija de uso exclusivo de bomberos utilizada para suministrar agua en incendios en edificios de altura.

Está formada por una conducción vertical de tubería de 80 mm de acero galvanizado, normalmente vacía que va de la fachada hasta los distintos pisos.

La toma de fachada estará dotada de una conexión siamesa con llaves incorporadas, tapas sujetas con cadenas y racores tipo BARCELONA de 70 mm y una llave de purga de 25 mm para el vaciado de la columna seca una vez utilizada. Esta toma está alojada en una hornacina con tapa abatible metálica pintada en blanco con borde rojo y la inscripción "USO EXCLUSIVO DE BOMBEROS" en letra roja. Todo ello situado en lugares accesibles para los servicios de extinción.

Las bocas de salida en pisos tendrán conexión siamesa con llaves, racores tipo BARCELONA (UNE 23-400-80) de 45 mm y tapas sujetas con cadenas. Estarán alojadas en hornacinas con tapas de cristal con la misma inscripción que la de fachada, en las plantas pares hasta la octava, y en todas a partir de esta. Cada 4 plantas habrá una llave de seccionamiento alojada en la misma hornacina y siempre en posición abierta.

El sistema lleva instalado al final del tubo de 80 mm una válvula de expansión de aire.

Se le somete a prueba de presión de 15 kg/cm2 (bares) durante 2 horas y se instalan en edificios de altura (altura de evacuación >24 m) según NBE-CPI-96, aunque ordenanzas municipales pueden sustituirlas por BIE`s.

COLUMNA HUMEDA

Es una instalación híbrida entre columna seca y BIE destinada generalmente a garajes y locales comerciales

Está conectada a la red de abastecimiento de agua, bien de forma directa o bien intercalando depósito y equipo de bombeo, pudiendo ser usada con las bombas de los vehículos como columna seca, para lo que dispone de válvula antiretorno. La hornacina donde va alojada lleva la inscripción "RED HUMEDA" y "USO EXCLUSIVO DE BOMBEROS".

B.I.E. (BOCA DE INCENDIOS EQUIPADA).

Es una instalación de agua de lucha contra incendios, prevista para una primera intervención en caso de incendio y que consta, al menos, de los siguientes elementos: boquilla, lanza, manguera, racores, válvula, manómetro y soporte. Todos estos elementos deben encontrarse acoplados entre sí, conectados permanentemente a una red de abastecimiento de agua en carga y debidamente alojados.

Los tipos de BIE existentes, de acuerdo con el diámetro de la manguera empleada son:

•BIE 45 mm: utiliza manguera flexible, estanca a una presión de prueba de 15 bares, con una longitud de 15 mts. Al ser flexible es necesario desplegarla en su totalidad antes de abrir la válvula de agua. La boquilla tendrá la posibilidad de proyectar agua a chorro o pulverizada. El soporte puede ser tipo devanadera o plegadora, debiendo estar todos los elementos alojados en un armario empotrado o de superficie.

- •BIE 25 mm: se caracteriza por usar manguera semirigida en soporte tipo devanadera, lo que posibilita su uso sin estar totalmente extendida. Debe ser estanca a 20 bares y se encuentra en longitudes de 20 a 30 mts. no siendo exigible el armario.

Las presiones en punta de lanza han de ser de 3,5 a 5 bares para ambas, siendo su caudal mínimo de 1,6 l/s para las de 25 mm y 3,3 l/s para las de 45 mm durante al menos 1 hora y en funcionamiento simultáneo de 2 BIE´s.

4. SISTEMAS DE DETECCIÓN

Tienen por misión descubrir un incendio en sus momentos iniciales dando la alarma y/o activando sistemas de extinción.

Cuenta con unos elementos llamados detectores que descubren alguno de los fenómenos que acompañan al incendio, es decir, los gases, los humos, las llamas o el calor.

Aunque existen detectores individuales caseros, un sistema cuenta con los siguientes componentes:

DETECTORES

Son los elementos que detectan, en su fase inicial, alguno de los fenómenos de incendio y transmiten una señal eléctrica a la central de control.

Se clasifican en :

- Detectores de humo: son sensibles a las partículas de los productos de combustión o de pirolisis en suspensión en el aire de aerosoles. Hay 3 tipos: ópticos de oscurecimiento, de difusión e iónicos.

- Detectores térmicos: detectan la elevación de la temperatura ambiente, producida por el calor del incendio. Pueden ser termostáticos miden el aumento de Tª absoluto, termovelocimétricos miden su aumento de Tª en el tiempo, dispara con aumento de temperatura de 6° a 10° c /min y combinados una mezcla de ambos.

- Detectores de radiación o de llamas: detectan radiación de llamas o brasas incandescentes. Pueden ser: de radiación infrarroja, de radiación ultravioleta y de oscilación de llama.

- Detección por aspiración: aspira muestras del ambiente protegido de manera continua y las envía a una tarjeta de control donde se realiza un tarado de tres niveles: alerta, acción y fuego.

PULSADORES MANUALES

Distribuidos por el recinto, se alojan en pequeñas carcasas protegidas por una placa de vidrio o plástico muy fina que permite su rotura para activarlo. Están pintados de rojo y debidamente señalizados.

LÍNEAS

Los detectores y pulsadores se conectan en paralelo a la central de control mediante estas líneas conductoras (cables).

CENTRAL DE CONTROL

Desempeña las siguientes funciones

- Alimentación de todos los componentes del sistema.

- Recepción de las señales de alarma y avería.

•Señalización del origen de la alarma o avería.

•Activación de alarma acústica y óptica, y de otras alarmas remotas.

•Mando de activación de otros medios de protección y extinción.

ALARMAS Y MEDIOS ACTIVACIÓN DE OTROS SISTEMAS

Son las alarmas acústicas y ópticas, así como sistemas de extinción, puertas con cierre automático, extractores, alarmas remotas, etc.

5. SISTEMAS DE EXTINCIÓN FIJOS

Extinguen en sus fase iniciales y de forma automática el fuego y de los expuestos a continuación, excepto los sistemas de rociadores, todos los demás necesitan de un sistema de detección que los active.

ROCIADORES

Se compone de una red de tuberías instaladas en los lugares a proteger, generalmente, a nivel de techo y a la que se conectan unos rociadores. Este sistema puede ser: De tubería mojada, de tubería seca, de uso alterno, subsidiario, de acción previa y de diluvio.

Consta de los siguientes elementos:

- Rociadores: pueden ser montantes, colgantes o de pared. Llevan un elemento termosensible (aleación eutéctica o ampolla) que retiene a un obturador. Por efecto del calor, se rompe el elemento termosensible y salta el obturador permitiendo el paso de agua.

- Tuberías del sistema.

- Abastecimiento de agua.

- Equipo de bombeo: bomba principal eléctrica, bomba principal diesel, bomba auxiliar ("jockey") y calderín de presión.

AGUA PULVERIZADA

Consiste, básicamente, en una red de tuberías conectadas a su vez a un suministro de agua contra incendios, y provistas de lanzas o boquillas de pulverización especificas. Todo ello activado por un sistema de detección automática.

ESPUMA

Sistema de baja, media o alta expansión, utilizado para extinguir líquidos inflamables en depósitos, cubrir combustibles sólidos y líquidos, y para inundación total. Se compone de depósito de espumógeno, proporcionador, generadores-aplicadores y una red de tuberías separada para el agua, el espumógeno y la solución espumante. Necesita sistema de detección.

CO2

Hay de 2 tipos: de inundación total para espacios confinados y de aplicación local que descargan sobre elementos a proteger. El sistema consta de depósitos, tuberías y válvulas, boquillas de descarga, medidas de control (detección, control, disparo automático y manual, mecanismo de retardo de disparo y dispositivos acústicos y ópticos que indican la descarga).

HALÓN

Inundación total utilizando halón 1301, reemplazado por agentes sustitutos (mismas inst. CE 2037/2000). Consta de los mismos componentes que el CO_2.

POLVO

Utilizadas de forma muy específica donde no se puede utilizar otro tipo, existen 2 tipos, igual que en los anteriores, total y local.

El sistema se compone de depósitos de polvo y de agente presurizador (N_2), tuberías, válvulas, boquillas de descarga y medidas de control como CO_2.

Sus inconvenientes son que ocasiona grandes problemas de limpieza posterior y necesita de grandes depósitos.

6. CLASES DE FUEGO

La norma UNE 23-010-76 y la norma europea EN-2 clasifica los fuegos, según el combustible, en :

- Fuego clase A: llamados también fuegos secos. Fuego de sólidos, normalmente de naturaleza orgánica y que contienen carbono e hidrógeno. Comprende así mismo los plásticos con alto punto de fusión. Son los más comunes por los materiales que intervienen (madera, carbón, papel, tejidos y algunos plásticos, etc.) y su combustión forma brasas. El agente extintor utilizado contra ellos de forma más generalizada y aconsejable es el agua directa y pulverizada.

- Fuego clase B: llamados grasos. Fuego de líquidos combustibles o sólidos con bajo punto de fusión que funden sin dejar brasa. Son ejemplo de ellos gasolina, petróleo, aceite, alcohol, mantecas, plásticos fundentes, etc. Como agentes extintores se utiliza la espuma, polvo, CO_2 y agua pulverizada.

- Fuego clase C: fuego de gases inflamables producidos, generalmente, por fugas o escapes. Ejemplo: metano, gas ciudad, gas natural, etc. Como agente extintor se recomienda el polvo.

- Fuego clase D: llamados especiales o metálicos, en los que intervienen metales combustibles como magnesio, sodio, coladas de metales, etc. El agua actúa como reactivo peligroso por lo que se utilizan polvos especiales para metales en su extinción.

No se incluye como clase, los fuegos con presencia de electricidad (E) por no ser esta un combustible, aunque si es importante desde el punto de vista del origen del fuego y su extinción. Se indica como un subíndice de las demás clases (Ae, Be, Ce, De) y han de usarse agentes extintores no conductores.

En la intervención de todos los fuegos relacionados a continuación, será necesario el uso de equipo de protección personal y protección respiratoria (ERA) cuando así sea apreciado por los peligros que presenten.

EXPLOSIONES

En terminología de incendios, son las combustiones que por su velocidad de propagación producen aumentos de presión apreciables, provoquen o no fenómenos destructivos.

Es una súbita liberación de gas a alta presión en el ambiente" (National Fire Protection Association -NFPA). La liberación debe ser lo suficientemente rápida, de forma que la energía contenida en el gas se disipa mediante una onda de presión.

Las explosiones se clasifican, según la velocidad de propagación, en:

- Deflagrantes: las ondas de presión viajan por delante del frente de llama. V.p.>1m/s<veloc. sonido entre 1 a 10 m/s normalmente.

· Detonantes: El frente de llamas acompaña al frente de presión. V.p.> veloc. sonido en el medio entre 2000 a 3000 m/s, dispone de onda de choque

Los tipos de explosiones pueden ser:

•Por deflagración o detonación de gases.

•Deflagración de polvos.

•Deflagración de materiales nebulizados.

•Por liberación de presión.

•Por descomposición.

•Detonaciones nucleares.

Son un gran peligro en la lucha contra incendios, pues no se pueden combatir al ser sus efectos instantáneos, siendo la única opción el prevenirlas (uso de exposímetros) y minimizar sus consecuencias (medidas a adoptar).

Las medidas a adoptar si se teme una explosión serían:

· Alejar a personas ajenas y curiosos.

· Suprimir focos de ignición.

· Ventilar para evitar la formación de mezclas explosivas.

· Enfriar recipientes de hidrocarburos, tubos GLP o comprimidos, etc.

· Recubrir con arena seca la masa en fusión o ignición (colada de metales, grasas de fundición, etc.) no utilizando agua.

FUEGO EN PERSONAS

Todo fuego en el que una persona se vea implicado por negligencia propia o por una acción externa deberá ser controlado rápidamente acostando a la persona en suelo e impedir que salga corriendo (pues las llamas se avivarían).

Inmediatamente envolverla en una manta o ropa (nunca material plástico como nylon), utilizar un extintor de polvo o agua; o hacerla rodar por el suelo, protegiendo su cara y cuello, ordenándole que se tape ojos y boca. Posteriormente se iniciarán los primeros auxilios para quemados y aviso inmediato al personal sanitario.

FUEGO EN FORRAJES, PAPEL, MADERA, CARBÓN, ETC.

FUEGO EN FORRAJES

Pueden darse 2 casos; que se encuentren almacenados en locales o que se encuentren al aire libre. Se atacarán las llamas con el mayor número posible de instalaciones de agua a chorro o pulverizada, según convenga (cálculo de consumos de agua).

En caso de interiores se protegerá la estructura del local enfriándola y ventilándola. Se intentará proteger los montones próximos al fuego retirándolos o enfriándolos con agua.

En ambas situaciones, es imprescindible remover todos los montones o fardos, esparciéndolos y apagándolos pues tienden a reiniciarse si queda alguna brasa.

Hay que evitar caminar sobre los montones, pues el fuego forma cavidades y se puede caer en ellas. Si es necesario utilizar escaleras o tablones.

FUEGO EN TRAPOS

Idem anterior. (Atención tejidos plásticos, gases tóxicos).

FUEGO EN PAPEL

Si el papel se encuentra suelto (oficinas), el fuego será relativamente fácil de apagar; se ventilará el local y se refrigeraran las paredes más próximas. Si el papel se encuentra almacenado, en sótanos o en almacenes, será necesaria una ventilación enérgica para reducir la T^a y aumentar la visibilidad.

En todo caso hay que remover todo para su extinción total (paquetes, fardos) y prestar atención a posibles productos almacenados (disolventes, pinturas) preguntando a la persona responsable.

FUEGO EN MADERA

Desde el punto de vista de la industria maderera, o de muebles, se originan frecuentemente en las proximidades de las máquinas donde se encuentran montones de desechos (virutas, recortes, etc). La propagación del incendio suele ser muy rápida.

Al tratarse de fuego clase A, se empleará agua a chorro o pulverizada empleando el mayor número posible de instalaciones (cálculo de consumos). Se procurará aislar el fuego para evitar su propagación a combustibles cercanos (máquinas, pilas de madera, etc), vigilando, retirando y refrescando. Además de ventilar locales y proteger estructuras enfriándolas.

FUEGO EN CARBÓN

Si el carbón está al aire libre y el volumen es pequeño, se apagará atacándolo con agua. Si el volumen es considerable, se separa con zanjas la masa afectada de la que no lo esté, mientras se apaga con agua a chorro con presión removiendo lo afectado.

Si el carbón se encuentra en silos, se intentará aislar el silo afectado, inundándolo de agua si es posible. Si no, se vacía y extiende el carbón hasta su extinción total con agua. Tener en cuenta el peligro de asfixia por CO (ERA).

FUEGO DE PRODUCTOS QUÍMICOS

Generalmente, estos fuegos (fabricación, almacenamiento, transporte, uso, etc.) son muy peligrosos debido a las posibles reacciones y emanaciones que presentan, y principalmente por:

• La inflamabilidad de ciertos productos.

• La explosividad de mezclas detonantes y deflagrantes.

• El desprendimiento de vapores nocivos y corrosivos.

• Las proyecciones de ácido o materiales cáusticos.

La conducta a seguir por los servicios contra incendios será:

· Informarse, del personal autorizado de la empresa, de la naturaleza y cantidad de los productos implicados.

· Trabajar con la mayor protección posible y necesaria (ERA, trajes especiales NBQ, etc).

· Mantener alejados a personas ajenas.

· Evitar la propagación a otras zonas y productos próximos.

· Ventilar locales y enfriar estructuras.

FUEGO DE ALCOHOL Y ACETONA

Si el fuego es de poca importancia se podrá combatir con polvo, espuma, CO2, agua pulverizada o incluso, un trapo húmedo. Cuando el incendio se haya propagado se puede arrojar grandes cantidades de agua, pues ambos productos se diluyen haciéndose menos combustibles.

FUEGO DE HIDROCARBUROS LÍQUIDOS

Gasolinas, éteres, petróleo etc. No son miscibles con el agua y sobrenadando pueden continuar ardiendo y llevar el fuego a las proximidades e incluso hasta las alcantarillas.

Si se trata de un conato, se atacará con varios extintores de polvo y agua con aditivos. Si el fuego es violento, se atacará con los máximos efectivos de espuma y polvo. En depósitos es conveniente y necesario, además, de intentar apagarlos, enfriar los recipientes con agua pulverizada (evitar desbordamientos) y transvase a otros depósitos alejados.

FUEGO DE GAS CIUDAD Y GLP

Son gases inflamables con LII<13% y rango de inflamabilidad >12.

El gas ciudad se clasifica en la 1ª familia de los gases manufacturados (potencia calorífica 4000 a 5000 kcal/m3). Esta siendo sustituido por el gas natural o los aires carburados. Estos gases forman en el aire mezclas explosivas.

Ante un escape de gas inflamado no se procede a la extinción hasta que no se haya cerrado el conducto o cegado el escape, para evitar la formación de bolsas explosivas. Ventilar enérgicamente, enfriar recipientes y proceder a la extinción con polvo.

En caso de que el escape no se haya inflamado, alejar espectadores, evitar cualquier fuente de ignición, utilizar ERA, avisar a la compañía de gas o aislar el recipiente, prohibir la circulación de vehículos en un radio amplio, ventilar enérgicamente. Todo ello teniendo como objetivo la contención del escape (llaves de corte, válvulas, cojines especiales selladores, etc.).

La extinción de un fuego producido por GLP no tiene en sí ninguna dificultad. El polvo químico seco de bicarbonato sódico es de gran eficacia.

Las botellas de tipo doméstico poseen una válvula de alivio de presión que impide la explosión (algunos no) del recipiente aunque si pueden formar nubes explosivas.

Este tipo de gases licuados pueden presentar, en caso de incendio, un fenómeno muy peligroso denominado BLEVE, por rotura de recipiente y evaporación súbita de toda la masa del gas licuado. Explosión de los vapores en expansión de un líquido en ebullición.

FUEGO DE PLÁSTICOS

Los plásticos son materiales formados por resinas (derivados del petróleo) y constituidos por largas cadenas moleculares. Ante un fuego de estos materiales se intentará conocer la naturaleza de los peligros que presenten, utilizar ERA, efectuar enérgica ventilación pudiendo utilizarse agentes extintores para fuegos clase B (espuma, agua pulverizada y polvo).

FUEGO DE METALES

Son fuegos de metales combustibles (clase D) que presentan una naturaleza complicada en cuanto a su extinción.

Requieren agentes especiales de recubrimiento ya que el agua no solo no sirve sino que es contraproducente y reactiva. Son agentes para fuego de metales o especiales la sal común, arena, grafito y otros específicos, debiendo saber el metal del que se trata para emplear el agente compatible y adecuado.

FUEGO EN PRESENCIA DE ELECTRICIDAD

En fuegos de transformadores o instalaciones de media o alta tensión hay que avisar al servicio permanente de la compañía eléctrica para que ellos procedan a la supervisión y corte de corriente, siendo esta la norma general a aplicar por los bomberos ante la presencia de corriente eléctrica, siempre cortar corriente (viviendas, industrias, etc.).

Los agentes extintores utilizados son:

- Agua pulverizada: en cuadros y transformadores, a cortos intervalos y evitando que se encharque.

- CO_2: en aparatos eléctricos delicados.

- Polvo: deja residuos y, por tanto, a utilizar con cuidado.

- Polvo y CO_2: efectivos eq. elec. lubricantes (transformadores).

- Halones: para computadoras y salas de ordenadores.

Las precauciones generales se basan en considerar siempre que hay tensión porque puede producirse un rearme, un suministro por otra compañía, existencia de grupos electrógenos, error de corte, etc. Por lo que es necesario y conveniente comprobar el corte efectivo del suministro (personal técnico, empleo de detector de corriente).

CLASES DE INCENDIOS

FUEGO EN EDIFICIOS

Fuegos peligrosos por la posible existencia de víctimas y altura de evacuación y determinados por elem.construc., cargas térmicas y vent.natural (efecto chimenea, compartimentación, etc.). A temperatura elevada, una lengua de fuego puede trasladar el incendio de una planta a otra por la fachada. Además, una pared que sufra un incendio, si alcanza los 200º C en todo su espesor, provoca la aparición del incendio en el otro lado. Por otra parte el humo y los gases pueden propagar el incendio por fisuras, bajo puertas y por huecos a otra zona o edificio, provocando también perdida de visibilidad y de orientación.

Ya que humo y gases son fenómenos más peligrosos, debe dificultarse la invasión de humos a ciertas zonas, como huecos de escalera (vías de escape).

Con oxígeno, el fuego se desarrolla en minutos, aunque lo habitual es que se manifieste pasada ½ hora, alcanzando su plenitud. Cuando se extingue por si solo o por la acción de los bomberos, el edificio se enfría produciéndose contracciones de la obra que provocan nuevos problemas(desajustes y colapsos de estructuras).

Como norma general, en edificios se inician simultáneamente tareas de extinción y rescate. Se corta suministro de electricidad y gas, se pide que las personas no usen el ascensor ni el hueco de la escalera (humo), permaneciendo en sus viviendas y haciéndose ver. Se ventila el edificio atacando con agua pulverizada y extintores el foco del incendio procediendo simultáneamente a la evacuación y búsqueda de personas. (vehículos de altura).

FUEGO EN ELEMENTOS ESTRUCTURALES Y DIVISIÓN

Son debidos a una deficiente instalación de los aparatos de calefacción, conductores eléctricos o a un vicio de construcción.

El fuego se revela por el calor anormal de ciertas partes o por el humo que sale por los intersticios. Pasando la mano, el calor permite situar el foco. La extinción se realiza con agua pulverizada.

Los efectos del fuego sobre un determinado elemento constructivo dependen de la Tª que se alcance en cada instante, así, por ejemplo la madera es muy mala conductora del calor, el acero aguanta bien hasta 500º C pero a partir de los 600º -700º C colapsa en breves minutos. El hormigón es un mal conductor, no combustible y degenera a una Tª del orden de 500º C.

Los element .estruct. se ven afectados por el fuego de la siguiente forma:

· Metales: perdida de elasticidad.

· Cemento: perdida de resistencia por deshidratación.

· Madera: perdida de resistencia por disminución de sección por carbonización.

Todo esto produce el colapso estructural con el consiguiente peligro para el personal de extinción.

El colapso de elemento de división facilita la propagación del incendio.

FUEGO EN VIVIENDAS, OFICINAS Y LOCALES

Estos fuegos, a menudo, son ocasionados por causas comunes, como fumar, chispas de máquinas eléctricas, sobrecarga de enchufes, etc.

Atacado en sus comienzos, estos fuegos, son fáciles de apagar, pero si han adquirido cierta importancia es conveniente:

- Evitar corrientes de aire, cerrar puertas y ventanas.

- Alejar objetos combustibles.

- Cerrar ventanas y contraventanas de las plantas superiores.

- Entrar prudentemente abriendo despacio, manteniéndose al abrigo de la pared riesgo de backdraf, flashover y agachado.

- Atacar la base o foco de las llamas con el fin de abatir la potencia del fuego lo más rápidamente posible Con el mínimo daño, no usaremos agua en exceso. Interesante el uso de ventilación forzada.

- Estas consideraciones son aplicables a fuegos en edificios y las hechas para edificios aplicables aquí en rescate y extinción, corte de suministro, etc.

FUEGO EN SOTANOS Y BODEGAS

La extinción del fuego presenta, a veces, riesgos y ciertas dificultades debido a la naturaleza de los materiales en combustión y del itinerario a recorrer para descubrir el foco.

Las medidas a tomar serán:

- Igual que en los anteriores, hacer cortar gas y electricidad y proceder, eventualmente, al salvamento.

- Localización del foco: si el itinerario es complicado, colocar un compañero en la entrada del sótano y utilizar cabo guía o la propia línea de manguera sin soltarse de ella empleando cámaras térmicas.

- Descender rápidamente las escaleras, pues estas actúan como chimenea alcanzando altas temperaturas.

- Encender las linternas en el exterior y avanzando con prudencia entre huecos, obstáculos y mantenerse cerca del suelo.

Una vez localizado el foco, se procede a la extinción, en la que a veces se hace necesario el empleo de espuma de alta expansión y ventilación forzada.

FUEGO EN DESVANES

Pueden ser provocados por una causa cualquiera por cerillas, cortociruitos, etc, pero también por el empleo de planchas plásticas en techumbres que son fácilmente traspasadas por pavesas de chimeneas vecinas.

En un fuego en desván hay que procurar:

- Proteger las partes esenciales: correas, armaduras, etc.

- Vigilar los desvanes vecinos cuando las paredes medianeras no superen la altura del las armaduras y las piezas de madera que forman los aleros comunican con la casa vecina.

- Prestar atención a tejas y pizarras que pueden desprenderse y caer por el chorro de las lanzas.

- No sobrecargar techos y forjados de los desvanes.

- Mantenerse cerca de puntos de apoyo del armazón, localizando claraboyas y si es necesario cubrirlas con escaleras.

FUEGO EN CHIMENEAS

Este fuego resulta de la inflamación de los restos que recubren el interior de los conductos de humo. Estos sedimentos, producto de combustiones anteriores, son inflamados por chispas o pavesas que suben por la chimenea.

Los indicios de estos fuegos pueden ser:

•Olor a hollín.

•Zumbido en el conducto.

•Chispas o salida de fuego en la cima de la chimenea.

Su extinción puede ser dificultosa debido a la imposibilidad de atacar directamente el foco. Un fuego de chimenea puede:

•Agrietar el conducto.

•Propagar el fuego a niveles superiores.

•Provocar intoxicaciones por el CO que desprende.

•Inflamar combustibles situados cerca del conducto recalentado.

Su extinción consiste en echar agua pulverizada que descienda lentamente por las paredes. En algunos casos será necesario abrir un boquete a la altura del foco. Se evitará echar agua a chorro que puede provocar agrietamiento o rotura del conducto por el enfriamiento brusco y el impacto mecánico.

FUEGO EN CALDERAS DE GAS

Suele ser debido a la ignición de mezclas de combustible y aire acumuladas en espacios cerrados del equipo. Generalmente, dichas acumulaciones se deben a fallos de funcionamiento del quemador, errores de operarios o purgas deficientes.

Las precauciones a tomar son:

- Se detendrá la llegada de gas a la caldera cerrando la válvula situada en el exterior de la misma.

- Se efectuará un reconocimiento si aún no hay fuego siguiendo unas normas de seguridad, evitando chispas, encendido de linternas, etc.

En la extinción se protegerán los elementos anexos y se utilizarán extintores de polvo y agua pulverizada para el enfriamiento de recipientes y conductos.

FUEGO EN NAVES INDUSTRIALES

La actuación frente al fuego en estas instalaciones viene determinada por la actividad a que se dedican, por eso en los datos de recepción de llamada, habrá que saber, además del lugar, personas implicadas y tipo de incendio, si hay implicadas materias peligrosas o pueden verse afectadas.

En general, se encuentran alejadas de poblaciones en polígonos industriales que suelen disponer de abastecimiento de agua, hidrantes y planes de emergencia que debemos solicitar la presencia del responsable de la empresa y de dicho plan sí existe.

Como norma general, además de las tareas de extinción:

- Se protegerán los elementos estructurales (pilares, cerramientos y cubiertas) enfriándolos con agua a chorro o pulverizada y efectuando ventilación.

- Se evitará que el fuego pueda propagarse a otras naves.

En cualquier caso, los medios de extinción y el procedimiento vendrán determinados por los materiales presentes en la nave industrial, pudiendo ser necesario agentes especiales, maquinaria pesada, recipientes o contenedores para transvase de materiales, etc..

FUEGO EN VEHÍCULOS

El fuego puede producirse por cortocircuitos de la instalación eléctrica del vehículo, recalentamiento o impactos por accidentes (entre otras causas), siendo necesario el rescate de posibles atrapados, en este ultimo caso, aparte de las tareas de extinción.

En fuegos incipientes habrá que cortar el contacto, desconectar la batería y proceder a su extinción con extintores de polvo seco, CO_2. Si el fuego es mayor se utilizará agua pulverizada o espuma, impidiendo que se propague a otros vehículos o combustibles cercanos.

Normalmente el depósito no puede explotar en posición normal y sin golpes, aunque en caso de estar volcado si puede hacerlo. También existe el peligro de un "dardo de fuego" por sobrepresión en el interior del depósito y desprendimiento súbito del tapón del mismo (modelos antiguos). Otro peligro es la explosión de gases en vehículos cerrados, prestar atención a la apertura y rotura de critales. Atención también a la reignición de ruedas y motor.

FUEGO EN AVIONES

En general, por tratarse de naves que transportan gran cantidad de pasajeros, es prioritario el rescate de personas accidentadas o supervivientes. Pero no solo transportan personas, algunos aviones realizan transporte de mercancías peligrosas en el fuselaje, aparte del propio combustible situado en las alas.

Los aeropuertos son el lugar con mayor peligro, por realizarse aquí el despegue y aterrizaje de los aviones (maniobras más peligrosas). Estos centros cuentan con servicio de bomberos propio y vehículos especiales para la lucha contra incendios en aviones, dotados de depósitos de espuma, polvo, cañones de largo alcance, etc.

Un método para la extinción denominado ataque en "V" consiste en atacar el borde del fuego más cercano al fuselaje del avión y a los vehículos de extinción. Se "barre" hacia delante y hacia las alas con líneas de mangueras cruzadas. Esta operación se hace de dentro hacia fuera alejando el fuego del avión. Otros métodos son el empleo simultaneo de polvo y espuma, halón en los motores, colchones de espuma para aterrizajes forzos

7. QUEMADURAS, CONGELACIONES Y TRAUMATISMOS

QUEMADURAS

Es toda lesión producida por acción del calor. La quemadura es el resultado de una transferencia de energía entre el agente productor y el organismo, pudiendo provocar la destrucción más o menos profunda de piel y tejidos.

Según el agente productor se distinguen:

- Quemaduras térmicas: las más frecuentes, por acción directa del calor (llamas, superficies calientes, humo, etc).

- Quemaduras eléctricas: por paso de corriente o arco voltaico.

- Quemaduras químicas: por ácidos, álcalis, fósforo, magnesio etc.

· Quemaduras por radiaciones: radiaciones nucleares, rayos X , etc.

Según el entorno en que se producen, se encuentran, quemaduras por:

•Accidente doméstico.

•Accidente profesional.

•Accidente en medio de transporte.

•Actos bélicos.

•Suicidios.

Dependiendo del agente productor, tiempo de exposición y temperatura, la gravedad de una quemadura será mayor o menor.

La clasificación , según la profundidad, creada por Fabricio de Hilden, 1607 y que sigue siendo utilizada actualmente, distingue 3 grados, a saber:

· 1er. Grado: afectan a la epidermis, provocando enrojecimiento de la piel eritema, curando de 5 a 10 días.

· 2do. Grado: afectan a epidermis y dermis provocando vesículas o flictenas características. Existen 2 2do. grado superficial y profundo. Curan, las primeras en 10 a 15 días y las segundas en 25 a 45 días.

· 3er. Grado: afectan a epidermis, dermis e hipodermis, así como a otros órganos anejos como músculos, huesos, órganos etc. Se caracteriza por la aparición de escaras necróticas, tejido muerto. De curación muy larga varios meses o incluso años. Estas suelen presentar cicatrices retráctiles que necesitan cirugía e injertos de piel.

Otro factor importante, además de la profundidad, es la extensión. Para ello se utiliza un método que divide la superficie corporal en % múltiplos de 9, regla de los 9 de Pulaski y Tenisson, Regla de Wallace. Esta regla de los "9" no es aplicable a niños, debido a sus proporciones distintas, utilizándose un esquema de proporciones más exacto en quemaduras infantiles se emplea el esquema de Lund-Brower que se situa de 0 a 15 años.

Las proporciones para adultos son:

- 9% cara y cuello.

- 18% cara anterior del tronco.

- 9% cada brazo.

- 18% cada pierna.

- 18% cara posterior del tronco.

- 1% genitales.

Teniendo en cuenta que la palma de la mano de la víctima supone el 1%.

La valoración y pronóstico se realiza en función de: localización, extensión, profundidad, edad (niños y ancianos) y otros factores como patologías previas: traumatismos, inhalación de gases etc.

Los primeros auxilios a aplicar en caso de quemaduras son:

· Si la persona está ardiendo, apagarla con mantas, hacerla rodar por el suelo e impedir que corra.

· Evaluación inicial y mantenimiento de constantes vitales.

· Enfriar la quemadura con agua (excepto 3er. Grado).

· Cubrir la zona con apósitos estériles (no aplicar pomadas).

· No quitar la ropa adherida (excepto en materiales químicos o hirvientes).

· No pinchar flictenas.

· Impedir el shock.

· Traslado al centro hospitalario con unidad de quemados.

Otros fenómenos producto del calor son: insolaciones, golpe de calor, agotamiento por calor y síncope por calor.

CONGELACIONES

Son lesiones producidas por el frío con sintomatología y grados de profundidad similares a las quemaduras.

Afectan, generalmente, a las zonas más salientes o menos protegidas (nariz, orejas, manos y pies). Suelen ir acompañadas de hipotermia, que es el descenso de la temperatura corporal por debajo de 35° C.

Las congelaciones superficiales son aquellas que afectan a la piel y tejidos subcutáneos. La piel estaría pálida, insensible y entumecida

Pueden aparecer ampollas al cabo de unas horas.

El tratamiento consiste en:

•Abrigar a la víctima, recalentar con calor suave y seco.

•Si hay flictenas, cubrir con apósito seco y estéril.

•Transportar al hospital con la zona elevada y protegida del frío.

Las congelaciones profundas afectan más frecuentemente a manos y pies. Son lesiones graves que pueden llevar a la amputación de falanges.

Las acciones a seguir son:

- Si la zona está todavía congelada, dejarla así, no tratar de descongelar, almohadillar la zona y mantenerla alejada de fuentes de calor, transporte al hospital adecuado.

- Si la extremidad está descongelada o no se puede trasladar en varias horas, recalentar con agua a 38º C durante 15-30 minutos 2 veces al día con administración de potentes analgésicos. Secar y vendar y en cuanto sea posible traslado con zona elevada y protegida del frío al hospital.

- En caso de hipotermia, no mover a la víctima (peligro de muerte por movilización sanguínea). Abrigar y calor hasta que alcance temperatura corporal normal.

TRAUMATISMOS MÚSCULO – ESQUELÉTICOS

Los traumatismos musculares van desde las contusiones hasta las roturas de tendones, pasando por contracturas, distensiones, esguinces, etc.

Una contusión es una lesión producida por golpes, no habiendo rotura de piel ni hemorragia aunque si aparecen los hematomas característicos (rotura de paredes celulares, liquido intersticial). Pueden ser de 1er. 2do. y 3er. grado, siendo su tratamiento de urgencia, la inmovilización y compresas frías.

El resto de los traumatismos musculares, fruto de torceduras, esfuerzos, etc. llevan aparejado un tratamiento de urgencia similar, inmovilización, frío y traslado.

Los traumatismos esqueléticos, fracturas y luxaciones, son las lesiones por rotura o solución de continuidad a nivel óseo. Las fracturas se clasifican según el grado de intensidad en :

- completas, que a su vez pueden ser:

    o Sencillas: fracturas limpias en todo el grosor del hueso.

    o Complicadas: varias fracturas en un mismo hueso.

    o Conminuta: huesos triturados.

  o Incompletas, que a su vez pueden ser:

- "Tallo verde": en niños, solo se rompe un lado de la cortical.

- Fisura.

Según su manifestación exterior y su posible infección, se presentan:

- Cerradas: no presentan herida, no hay contacto entre el hueso y el exterior.

- Abiertas: se establece contacto entre el hueso y el exterior con grave riesgo de infección posterior. Pueden ser de dentro a fuera con salida ósea hacia fuera y de fuera a dentro por impacto.

Atendiendo al estado posterior en que quedan los huesos fracturados hay:

- Alineadas: los fragmentos óseos no se desplazan.

- Desplazadas: los fragmentos óseos están desplazados por tensiones musculares o impactos.

Los síntomas son:

- Dolor que aumenta con la movilización.

- Deformidad, inflamación y amoratamiento.

- Impotencia funcional acusada.

Pueden verse complicadas por lesionar partes blandas adyacentes, hemorragias, shock hipovolémico e infección en caso de fractura abierta.

Los primeros auxilios a prestar son:

- Impedir todo tipo de movimiento en el foco de la fractura incluyendo articulaciones adyacentes.

- Retirar calzado, anillos, etc. la inflamación posterior impedirá o dificultará su retirada.

- No tratar de reducir la fractura aunque si se puede traccionar para inmovilizar, trasladar con la zona elevada y cubriendo con apósito estéril si existiese fractura abierta.

Las luxaciones son dislocaciones o separaciones permanentes de los extremos articulares que pueden ser totales o parciales (subluxacion). Sus síntomas son dolor agudo, deformidad, impotencia funcional y cavidad articular vacía. Los primeros auxilios consisten en inmovilizar la articulación tal y como se encuentre sin tratar de reducir y traslado a centro hospitalario.

TRAUMATISMOS CRANEOENCEFÁLICOS

Son especialmente peligrosos, dependiendo de su intensidad, pudiendo afectar al SNC localizado en la cavidad craneal.

Los síntomas son:

- Alteración del estado de consciencia.

- Hemorragia por orificios naturales (otorragia, epistaxis).

- Aparición de hematomas periorbitales o en apófisis mastoides.

- Alteración en el tamaño y simetría de las pupilas.

- Vómitos.

- Dolor de cabeza

Los primeros auxilios son:

- No movilizar a la víctima, posicionarla en PLS.

- De ser necesario su movilización, hacerlo en bloque (eje cabeza-cuello-tronco).

- Mantener permeables las vías aéreas y si es necesario RCP básica.

- Traslado con vigilancia de constantes vitales y control hemorragico.

TRAUMATISMOS DE LA COLUMNA VERTEBRAL

Son lesiones traumáticas que afectan a uno o varios de los huesos o articulaciones que componen la columna vertebral. Son especiales y peligrosas porque pueden originar lesiones en la médula espinal (compresión, seccionado parcial o total).

Los síntomas que presentan son:

- De la fractura: dolor en nuca, hombros, espalda (según localización), deformidad y contractura muscular.

- De la lesión medular: impotencia funcional de uno o varios miembros, hormigueo o picor de manos y pies, incontinencia de esfínteres, falta de reflejos y priapismo en el hombre.

Los primeros auxilios a proporcionar son prioritariamente la inmovilización con collarines, férulas, tablas rígidas etc., manteniendo en todo momento el eje cabeza-cuello-tronco, evitando así una posible paraplejia posterior. Traslado y vigilancia de constantes vitales.

TRAUMATISMOS TORÁCICOS

Se clasifican en abiertos y cerrados, según exista o no solución de continuidad de la pared torácica. Dentro de los cerrados se encuentran:

- Fracturas costales, que consolidan en unas 6 semanas espontáneamente siendo su único tratamiento los analgésicos.

- Neumotórax: por entrada de aire en la cavidad pleural.

- Hemotórax: igual que la anterior con afectación vascular, en ambos casos se controla la respiración y traslado.

- Desequilibrio de los movimientos respiratorios (volet costal).

En los traumatismos torácicos abiertos, la actuación consiste en la oclusión de la herida torácica y traslado.

TRAUMATISMOS ABDOMINALES

La gravedad de estos deriva de la posible existencia de una lesión visceral o hemorragia interna. Un abdomen distendido y duro indica hemorragia.

El tratamiento de urgencia es evitar el shock, no introducir las asas intestinales, si están fuera, solo protegerlas con apósito limpio y traslado.

POLITRAUMATIZADOS

Presentan lesiones en más de un órgano, aparato o sistema, lo cual supone un grave riesgo vital. Las lesiones importantes suelen afectar al cráneo, columna, tórax, abdomen y extremidades debidas a fracturas, hemorragias, heridas y quemaduras.

Habrá que hacer una evaluación inicial para determinar el posible alcance de las lesiones y establecer prioridades de actuación, adoptando las medidas adecuadas para mantener prioritariamente las constantes vitales respiración, pulso, y un posterior traslado en las condiciones más idóneas inmovilización, asistencia de urgencia medica, etc.

PRINCIPALES ABREVIATURAS

- DESA/DEA. Desfibrilador semiautomático/automático
- DM. Diabetes mellitus
- FX. Fractura
- PCR. Parada cardiorespiratoria
- PLS. Posición lateral de seguridad
- PR. Parada respiratoria
- RCP. Reanimación cardiopulmonar
- SVA. Soporte vital avanzado
- SVB. Soporte vital básico
- TAC. Tomografía axial computerizada
- TCE. Traumatismo cráneo-encefálico

- TTO. Tratamiento

- TX. Trauma/traumatismo

- PS. Personal de salud

- V.O. Vía oral

- TPL. Localizador de personas sepultadas

- OMS. Organización Mundial de la Salud

- SEIS. Servicio de Extinción de Incendios y Salvamento

- CEIS. Consorcio de Extinción de Incendios y Salvamento

- PTWC. Pacific Tsunami Warning Center

- NBE/CPI-2017. Norma básica de edificación. Condiciones de protección contra incendios 2017

- TCAE. Técnico en emergencias sanitarias

- SEM. Servicio de emergencias médicas

- MARCH. Massive, airway, respiration, circulation, head and hypothermia

- TES. Técnico en emergencias sanitarias

- FF.CC.SS. Fuerzas y cuerpos de seguridad

- CPM. Compresiones por minuto

- O_2. Oxigeno medicinal

- FV. Fibrilación ventricular

- FC. Frecuencia cardíaca

- LPM. Latidos por minuto

BIBLIOGRAFÍA

I. Pérez Vigueras J., Juárez Torralba J. Primeros Intervinientes en las Urgencias y Emergencias Extrahospitalarias. Soporte Vital Avanzado. Madrid. Ed. Arán 2010.

II. Abrisqueta García J., Juárez Torralba J., Pérez Vigueras J. Manual Básico de Manejo, Movilización, y Transporte de Víctimas, Heridos y Traumatizados. Madrid. Ed. Arán, 2001.

III. Monteagudo Soto, E. Pérez Vigueras, J. Evacuación y Traslado de Pacientes. Barcelona. Ed. Altamar, 2012.

IV. Pérez Vigueras J. y otros. Manual de Urgencias y Emergencias en Enfermería. Murcia. Ed. Colegio Oficial de Enfermería de Murcia.

V. Pérez Vigueras, J. Barrera Vallejo, A.L. Mi amigo el Extintor. Murcia. Ed. IFUR 2015.

VI. Pérez Vigueras, J. Perea Lifante, F.J. Campillo Pérez, J.A. Quiero ser Bombero – temario de oposiciones. Murcia. Ed. IFUR 2015.

VII. Pérez Vigueras, J. Abrisqueta García, J. Barrera Vallejo, A.L. Manual de Manejo, Movilización y Transporte de Víctimas. Murcia. Ed. IFUR 2015.

VIII. Pérez Vigueras, J. Barrera Vallejo, A.L. Mi amigo el extintor. Murcia. Ed. IFUR 2015.

IX. Pérez Vigueras, J. Barrera Vallejo, A.L. Primeros auxilios para docentes y padres. Murcia. Ed. IFUR 2015

X. Guía AHA 2015 para RCP y ACE

XI. Pérez Alcaraz ,J. Pérez Vigueras, J. Barrera Vallejo, A.L. Primeros Auxilios para Primeros Intervinientes. Murcia. Ed. IFUR 2015

XII. Pérez Vigueras, J. Perea Lifante, F.J. Campillo Pérez, J.A. Gracia Pérez, J.M. Quiero ser Bombero II – Temario de oposiciones. Murcia. Ed. IFUR 2015

XIII. MANIOBRA DE VOLTEO CON UN SOLO RESCATADOR. J. Pérez Vigueras, J. Juárez Torralba, J. Abrisqueta García. Maniobra de rescate "volteo con un solo rescatador" copyright© Murcia, 2006, RPI nº 08/2006/309

XIV. Neumar RW, Shuster M, Callaway CW, et. al. Part 1: executive summary, 2015 American Heart Association Guidelines Update for Cardiopulmonary Resuscitation and EmergencyCardiovascular Care. Circulation. 2015

XV. Neumar RW, Shuster M, Callaway CW, et al. Part 1: executive summary: 2015 American Heart Association Guidelines Update for Cardiopulmonary Resuscitation and Emergency Cardiovascular Care. Circulation. 2015;132(18)(suppl 2). Press

XVI. Hazinski MF, Nolan JP, Aicken R, et al. Part 1: executive summary: 2015 International Consensus on Cardiopulmonary Resuscitation and Emergency Cardiovascular Care Science With Treatment Recommendations. Circulation. 2015;132(16)(suppl 1). Press

XVII.Nolan JP, Hazinski MF, Aicken R, et al. Part 1: executive summary: 2015 International Consensus on Cardiopulmonary Resuscitation and Emergency Cardiovascular Care Science With Treatment Recommendations. Resuscitation. Press

XVIII.Institute of Medicine. Strategies to Improve Cardiac Arrest Survival: A Time to Act. Washington, DC: National Academies Press; 2015.

XIX.Vidal Sánchez, F. Los terremotos y sus causas. Instituto Andaluz de Geofísica y Prevención de Desastres Sísmicos.

XX.Gutenberg, B. Richter, C.F. Seismicity of the earth and associated phenomena. Princeton Univ. Press. 1954.

XXI.Richter, C. Elementary seismology. W.H. Freeman and co. San Francisco. 1941-58

XXII.Cuidado y Adiestramiento del Perro. V.A. Susaeta 2002

XXIII.https://www.ign.es/ign/resources/sismologia/pdfTerremotos/Frecuencia_mundo.pdf.

XXIV.El Diario.es, 12 de enero de 2016, M.ª José Carmona y Paloma García. Puerto Príncipe (Haití).

XXV.www.rtve.es, 16 de mayo de 2016, agencias.

XXVI.https://www.unisdr.org/files 43291_spanishsendaiframeworkfordisasterri.pdf.

XXVII.Marco de Repuesta a Emergencias. http://apps.who.int/iris/bitstream/10665/89604/1/9789275317853_spa.pdf?ua=1

XXVIII.Norma Básica de Edificación. Condiciones de protección contra incendios del R.D. 513/2017 de 22 de mayo. NBE-CPI-2017.

XXIX.U.S. Fire Administration, FEMA. Fire/Emergency Medical Services Department Operational Considerations and Guide for Active Shooter and Mass Casualty Incidents. September 2013. [Acceso 16 de Septiembre 2016]. Disponible en: https://www.usfa.fema.gov/downloads/pdf/publications/active_shooter_guide.pdf.

XXX.Active Shooter Incidents in the United States in 2014 and 2015. Federal Bureau of Investigations. [Acceso 16 de Septiembre de 2016]. Disponible en: https://www.fbi.gov/file-repository/activeshooterincidentsus_2014-2015.pdf/view.

XXXI.American College of Surgeons. Public Resources for the Bleeding Control. [Acceso 16 de Octubre 2016]. Disponible en: http://www.bleedingcontrol.org/public/resources.

XXXII.Compendium of Strategies to Enhance Victims' Survivability from Mass Casualty Events. American College of Surgeons. [Acceso 16 Septiembre 2016]. Disponible en: http://www.bleedingcontrol.org/~/media/bleedingcontrol/files/hartford%20consensus%20compendium.ashx.

XXXIII.Zietlow JM, Zietlow SP, Morris DS, Berns KS, Jenkins DH. Prehospital Use of Hemostatic Bandages and Tourniquets: Translation From Military Experience to Implementation in Civilian Trauma Care. J Spec Oper Med. 2015 Summer 15(2):48-53.

XXXIV.The medical response to multisite terrorist attacks in Paris. The Lancet. Publicada online el 24 de Noviembre de 2015. [Acceso 12 de Septiembre 2016]. Disponible en: http://dx.doi.org/10.1016/S0140-6736(15)01063-6.

XXXV.Fisher AD, Callaway DW, Robertson JN, et al. The Ranger First Responder Program and Tactical Emergency Casualty Care Implementation: a whole community approach to reducing mortality from active violent incidents. J Spec Oper Med. 2015; 15: 46-53.